DES

# EFFETS PHYSIOLOGIQUES

ET DES

## APPLICATIONS THÉRAPEUTIQUES

DE L'AIR COMPRIMÉ.

Lyon. — Impr. de Louis Perrin, rue d'Amboise, 6.

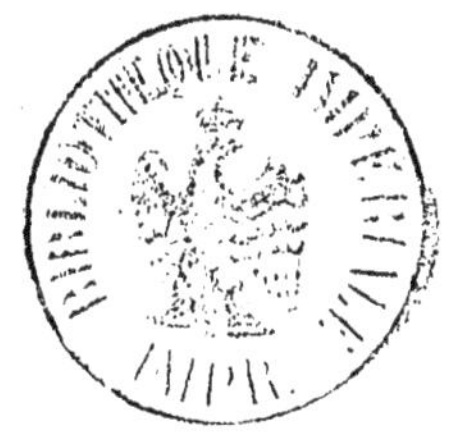



DES

# EFFETS PHYSIOLOGIQUES

ET DES

## APPLICATIONS THÉRAPEUTIQUES

### DE L'AIR COMPRIMÉ,

PAR

### Le Docteur J.-C.-T. PRAVAZ fils,

Directeur de l'Institut orthopédique et pneumatique de Lyon ,
ancien interne des Hôpitaux ,
et lauréat de l'Ecole de médecine de la même ville.

> Recorporativis utendum curationibus quò
> reformata corpora, vel , ut ita dixerim,
> resectis vitiosis carnibus ac renascentibus
> novis reparata, ad memoriam redeant sa-
> nitatis.
>
> **COELIUS AURELIANUS.**

---

<table>
<tr><td align="center">PARIS ,<br><br>J.-B. BAILLIÈRE ET FILS,<br>Libraires de l'Ecole impériale de Médecine,<br>Rue Hautefeuille, 19.</td><td align="center">LYON ,<br><br>Cn. SAVY, libraire de l'Ecole de Médecine<br>et de l'Ecole Centrale,<br>Place Bellecour, n° 14.</td></tr>
</table>

1859.

# INTRODUCTION.

Si l'application thérapeutique de l'air comprimé est une des conquêtes les plus modernes de l'art de guérir, l'importance d'études comparatives sur les effets physiologiques de l'augmentation de la pression atmosphérique n'avait pas échappé jusqu'ici à l'attention des observateurs, et à l'époque où l'on vit naître la chimie pneumatique, en 1782, la Société des Sciences de Harlem avait mis au concours la question suivante (1) :

1° Décrire l'appareil le plus propre à faire des expériences sur l'air condensé, de la façon la plus commode et la plus assurée.

(1) *Commentarii de rebus in scientia naturali et medicina gestis.* Lipsiæ, 1782. Vol. xxv, page 562.

1.

2° Rechercher avec cet appareil l'action de l'air condensé dans des cas différents, s'occuper entre autres de la vie animale, de l'accroissement des plantes et de l'inflammabilité des différentes espèces d'air.

Ce sujet, plein d'avenir, ne donna cependant lieu à aucunes recherches sérieuses, et la science se contenta longtemps encore d'*a priori*. Cependant, le raisonnement seul conduisait quelques hygiénistes à des aperçus bien remarquables. C'est ainsi qu'en 1812, Hallé et Nysten écrivaient (1) : « Dans les mines profondes, les effets qui dépendent de la compression de l'air seraient plus salutaires que nuisibles, à raison de l'augmentation de la quantité d'air sous un même volume. Ils rendraient la respiration moins fréquente, parce que chaque inspiration s'exercerait sur une plus grande masse de ce fluide. Mais cet effet se confond et s'altère avec beaucoup d'autres qui dépendent des émanations multipliées de ces souterrains, émanations qui exigent une ventilation très soutenue, laquelle, malgré cela, ne préserve pas de tous les maux auxquels sont exposés les mineurs. »

Il faut arriver aux travaux de MM. Junod et Tabarié et surtout de Pravaz, pour voir pénétrer dans

______

(1) Dictionnaire des sciences médicales, tome 1, page 248, article *Air*.

la science des notions exactes sur les effets de la condensation de l'air. L'étude des modifications physiques et physiologiques que l'augmentation de la pression atmosphérique imprime à l'économie , servit à son tour de base aux applications thérapeutiques. L'air comprimé prit dès lors place parmi les moyens de dérivation et d'entraînement les plus efficaces et les plus rationnels, et la médecine vit enfin se réaliser ces paroles de Joëger : «Tunc demum cum atmospheræ aditum vel dicam sanctuarium perspexerimus , ars nostra salutaris majori perfectione soliditateque gloriabitur (1). »

(1) *Tractatus physico-medicus de atmosphera et aere atmospherico.*

# I.

Quoique le sujet de ce mémoire soit l'étude des effets physiologiques et thérapeutiques de l'air comprimé, l'examen des phénomènes que produit sur l'économie animale la raréfaction de l'atmosphère doit d'abord attirer notre attention; car ces phénomènes servent en quelque sorte d'explication et de contrôle à ceux que l'on remarque dans une atmosphère plus dense que l'atmosphère normale.

La raréfaction de l'air, *lorsqu'elle est amenée rapidement et chez des sujets accoutumés à un air plus dense* (1), influence primitivement la respiration et

(1) Nous faisons ici cette restriction, car il est incontestable que l'économie humaine est douée au plus haut degré de la faculté de s'accommoder aux changements les plus divers dans

la circulation, puis secondairement les autres fonctions de l'économie.

Examinons d'abord les effets que produit sur la respiration la diminution de la pression atmosphérique.

La plupart des voyageurs qui, dans un but scientifique, sont parvenus au sommet des plus hautes montagnes de l'Ancien et du Nouveau-Monde, entre autres de Saussure, le capitaine Sherwill, le colonel Hall, MM. Martins, Lepileur, Bravais et Boussingault, signalent comme un des premiers symptômes

ses conditions d'existence, relativement surtout aux changements de pression atmosphérique : « Quand on a vu, dit M. Boussingault, le mouvement qui a lieu dans des villes comme Bogota, Micuipampa, Potoxi, etc., qui atteignent 2,600 à 4,000 mètres de hauteur ; quand on a été témoin de la force et de la prodigieuse agilité des toréadors dans un combat de taureaux à Quito, élevé de 3,000 mètres; quand on a vu enfin des femmes jeunes et délicates se livrer à la danse pendant des nuits entières dans des localités presque aussi élevées que le Mont-Blanc, là où le célèbre de Saussure trouvait à peine assez de force pour consulter ses instruments, et où ses vigoureux montagnards tombaient en défaillance en creusant un trou dans la neige ; si j'ajoute encore qu'un combat célèbre, celui de Pichincha, s'est donné à une hauteur peu différente de celle du Mont-Rose (4,736 mètres), on m'accordera, je pense, que l'homme peut s'accoutumer à respirer l'air raréfié des plus hautes montagnes. »

de la raréfaction de l'air, la dyspnée dont on est atteint à mesure que l'on pénètre dans des couches moins denses de l'atmosphère.

Deux causes principales amènent cette dyspnée : la première, qui avait jusqu'à Pravaz échappé à l'attention des observateurs, est la difficulté de plus en plus grande qu'éprouve la pression atmosphérique diminuée à vaincre la résistance croissante que lui oppose la rétractilité du poumon; la seconde est la moins grande quantité absolue d'oxygène qui pénètre dans le poumon sous un volume donné.

Arrêtons-nous un moment sur chacune de ces causes.

La première, celle qui dépend de la difficulté qu'éprouvent à se produire dans l'air raréfié les phénomènes mécaniques de la respiration, a été étudiée avec soin surtout par Pravaz, qui en a donné la véritable théorie (1). Il a montré le premier que, dans une atmosphère raréfiée, la cavité thoracique peut, à la vérité, acquérir le développement auquel lui permet d'atteindre sa conformation anatomique, et cela d'autant plus facilement, que les muscles inspirateurs n'ont plus à soulever qu'une moindre colonne d'air, mais qu'il n'en est pas de même de la

_______

(1) Pravaz, *Essai sur l'emploi médical de l'air comprimé.*

capacité pulmonaire. En effet, son enveloppe, qui n'a avec la paroi interne de la poitrine que de simples rapports de contiguité, ne peut plus être aussi complétement entraînée dans le mouvement d'expansion de la cavité pectorale. En outre, les cellules pulmonaires n'étant plus soumises qu'à un effort moindre de la pression atmosphérique, le tissu de l'organe revient sur lui-même de plus en plus à mesure que la pression de l'air diminue. Lors donc que la pression atmosphérique devient plus faible, la dyspnée qui survient dépend en grande partie de ce que la surface où s'établit le conflit entre le sang veineux et l'air atmosphérique a diminué d'étendue.

La seconde cause de dyspnée est, comme nous l'avons dit plus haut, la moindre quantité absolue (1)

---

(1) M. Boussingault ayant remarqué que les symptômes du *mal des montagnes* se font surtout sentir au niveau des neiges perpétuelles, avait d'abord émis l'opinion que l'air qui se dégage des interstices de la neige contient une moindre quantité *relative* d'oxygène. Dans de premières recherches faites sur l'air de Chilapullu, il n'avait trouvé que 16 0/0 d'oxygène; mais de nouvelles expériences, qu'il fit connaître en 1841, lui montrèrent que la composition de l'air emprisonné dans la neige ne diffère pas sensiblement de la composition normale.

Il faut donc chercher dans une autre cause l'explication de l'aggravation du malaise qu'on éprouve au niveau des neiges perpétuelles.

d'oxygène qui pénètre dans le poumon à chaque inspiration, et dont la dissolution dans le sang est encore entravée par la diminution de la pression atmosphérique. Aussi, pour compenser cette insuffi-

Voici, selon Pravaz, à quelle cause il faut l'attribuer :

« D'après les expériences d'Edwards, les animaux à sang chaud consomment plus d'oxygène en hiver qu'en été. M. Letellier a reconnu, de son côté, qu'à la température de zéro, ils exhalent deux fois plus d'acide carbonique qu'à 30 degrés. Ces deux observations concordantes confirment l'opinion de Liebig, sur la cause qui maintient au même degré la température de l'homme et des animaux sous les climats les plus opposés. Il faut, dit-il, pour que le corps se maintienne à cette température constante, que la quantité d'oxygène absorbé croisse en raison directe de la soustraction de la chaleur produite par le milieu ambiant. Or, cette condition physiologique peut être ordinairement remplie au niveau des mers ou à des altitudes peu considérables, sous les climats les plus froids ; mais il n'en est plus de même, lorsqu'avec l'abaissement de la température coïncide la raréfaction de l'atmosphère, comme sur les hautes montagnes des divers continents. La combinaison de l'oxygène avec les principes des tissus métamorphosés, qui engendre chez les animaux la plus grande partie, sinon la totalité de la chaleur nécessaire aux manifestations vitales, au lieu de s'activer pour lutter contre le refroidissement, devient au contraire moins vive, par l'insuffisance croissante de l'air comburant. De là un sentiment de malaise et de faiblesse, qui se manifeste à des altitudes d'autant moins grandes, que le refroidissement produit par le milieu ambiant est plus rapide. On conçoit dès lors pourquoi, d'une part, c'est vers la limite infé-

sance de l'oxygène, la respiration devient-elle de plus en plus fréquente, à mesure que la raréfaction de l'air augmente. Ce fait et la cause qui le produit n'avaient pas échappé à Hallé (1). « La diminution de la densité de l'air, dit-il, fait que sous un même volume il y en a une moindre quantité. Cet air est donc moins suffisant aux combinaisons qu'il doit éprouver dans l'acte de la respiration : en conséquence, pour que dans un air raréfié ces combinaisons se fassent conformément au but de la nature, il faut respirer proportionnellement plus vite. Telle est la cause de cette respiration haletante et pressée, et par conséquent de l'accélération du pouls qui en est la suite. »

rieure des neiges perpétuelles que l'on commence ordinairement à éprouver, dans les hautes ascensions, les symptômes du *mal des montagnes*, car, à cette limite, la température moyenne est rapprochée de zéro; et l'on s'explique, de l'autre, comment on peut atteindre, dans le voisinage de l'équateur et du tropique, sans incommodité notable, des altitudes bien supérieures à celles où des symptômes pénibles se font déjà sentir dans nos climats. On sait effectivement qu'entre l'équateur et la latitude de 48 degrés, la limite inférieure des neiges perpétuelles s'abaisse graduellement de 4,800 mètres à 2,550 : elle est donc infiniment plus élevée sur les Cordilières et l'Himalaya, que sur nos montagnes d'Europe. »

(1) *Loco citato,*

Voyons maintenant quelles sont les modifications, qu'éprouve la circulation dans une atmosphère raréfiée.

Le phénomène le plus constant et le moins contestable, malgré les expériences de M. Poiseuille, est l'accélération de la circulation artérielle. Cette accélération, produite par la fréquence plus grande des mouvements respiratoires, devient parfois très considérable. De Saussure, dans son ascension au sommet du Mont-Blanc, compta sur lui-même, sur un de ses guides et sur son domestique, les battements des artères, après quatre heures de repos pour se mettre à l'abri des perturbations qui pouvaient être causées par la fatigue et d'autres circonstances. Il trouva 98 pulsations par minute au pouls de Pierre Balmat, un de ses guides; 112 au pouls de son domestique, et 110 au sien propre. De retour à Chamouny, les mêmes pouls, dans le même ordre et dans les mêmes circonstances, ne battaient plus que 49, 60 et 72 fois par minute.

Un effet opposé se produit sur la circulation veineuse, qui se ralentit parce que l'action aspirante de la poitrine dans l'inspiration devient plus faible par la diminution de la pression exercée sur la périphérie du corps. On peut, suivant l'expression de Pravaz, comparer alors l'action de la poitrine à celle d'une pompe aspirante fonctionnant dans un milieu où l'air serait très raréfié, et qui ne pourrait aller puiser de l'eau qu'à une profondeur beaucoup moindre que sous la pression ordinaire de l'atmosphère.

Quant à la circulation capillaire, elle participe, par la même raison, au ralentissement de la circulation veineuse. Aussi remarque-t-on dans les couches élevées de l'atmosphère, une grande tendance aux congestions sanguines. Plusieurs voyageurs, entre autres Moorcroft et le capitaine Webb, ont noté parmi les symptômes du mal des montagnes la congestion cérébrale portée quelquefois jusqu'à la tendance à l'apoplexie, favorisée encore par l'effort qu'exercent, sous une pression moindre, les gaz dissous dans le sang à une pression supérieure.

Quoique, à la hauteur moyenne où nous vivons, l'abaissement de la colonne barométrique qui survient quelquefois brusquement ne puisse pas se comparer à celui qu'elle subit sur les hautes montagnes ou dans les ascensions aérostatiques, il suffit cependant quelquefois, chez les sujets prédisposés à l'apoplexie, à déterminer des accidents graves et souvent mortels. Ainsi, au mois de décembre 1747, le baromètre ayant baissé de 25 millimètres en deux jours, Duhamel nota un grand nombre de morts subites. Retz, de son côté, affirme que pendant vingt ans il a vu dans les Pays-Bas l'abaissement de la colonne barométrique coïncider avec des apoplexies fréquentes.

Les modifications que produisent dans l'hématose,

d'une part la dilatation insuffisante du poumon, d'autre part la présence, dans l'air inspiré, d'une moins grande quantité d'oxygène, amènent à leur tour des modifications consécutives dans l'exercice de différentes fonctions, principalement dans la nutrition et l'innervation, troubles qui constituent plus particulièrement le *mal des montagnes*.

Il faut noter en premier lieu l'inappétence complète, l'extrême dégoût qu'on éprouve dans un air raréfié pour les aliments en général, et surtout pour les aliments de nature animale. D'après Pravaz, il faut attribuer cette répulsion instinctive à la lenteur avec laquelle s'opèrent les métamorphoses organiques sous l'influence d'une quantité insuffisante d'oxygène. Un puissant argument *a contrariis* vient à l'appui de cette opinion. Nous verrons en effet plus loin que dans l'air condensé, où une quantité plus grande d'oxygène se trouve en contact avec le sang, l'appétit se développe avec une grande énergie.

Le contact d'un sang moins artériel avec la substance nerveuse produit à son tour des troubles non moins remarquables dans les fonctions du système nerveux. Ainsi, la plupart des voyageurs qui ont donné la relation de leurs ascensions sur les hautes montagnes ont noté la fatigue extrême qu'on éprouve au moindre mouvement, fatigue poussée à un tel degré que, suivant de Saussure, *on ne ferait pas, à la lettre, quatre pas de plus et peut-être pas un*

*seul pour éviter le danger le plus imminent.* On doit
au savant et regrettable Brachet l'explication rationnelle de l'épuisement absolu qu'on éprouve dans ces
circonstances. Le premier, il a constaté directement
que, pendant le mouvement, les muscles désoxygè-
nent le sang beaucoup plus activement que pendant
le repos, et que, d'autre part, ils ne peuvent se con-
tracter que sous l'influence du sang artériel.

Un autre phénomène résulte encore de la présence, dans les vaisseaux de l'encéphale, d'un sang
moins chargé d'oxygène et présentant plus ou moins
les caractères de la vénosité : c'est le défaut de stimulation du centre cérébral, fait que démontre la
tendance au sommeil, qui a été remarquée par un
grand nombre d'observateurs.

Tels sont les effets que produit sur l'organisme
la raréfaction de l'air. Si nous cherchons maintenant
à les rappeler en peu de mots, nous voyons qu'ils
peuvent se résumer dans les quelques propositions
suivantes :

1° Dilatation incomplète des vésicules pulmonaires sous l'influence de la diminution de la force
mécanique de l'air ;

2° Accélération du rhythme respiratoire, pour suppléer, par le nombre des inspirations, à l'ampliation
restreinte du poumon ;

3° Accélération de la circulation artérielle produite par la fréquence des mouvements respiratoires ;

4° Ralentissement de la circulation veineuse et de la circulation capillaire, déterminé par la diminution de la force aspirante de la poitrine dans un milieu moins dense;

5° Ralentissement de l'élimination et de l'assimilation des matériaux organiques, autrement dit ralentissement de la *rénovation organique*, produit par une moindre absorption d'oxygène sous un volume donné;

6° Enfin, défaut de stimulation des centres nerveux sous l'influence d'un sang moins chargé d'oxygène.

II <sup>(1)</sup>.

Les effets produits sur l'organisme par l'augmentation de la pression atmosphérique sont en complète harmonie d'opposition avec ceux que produit sa diminution, et que nous venons d'étudier.

(1) Avant d'entrer plus avant dans l'examen de l'action de l'air condensé sur l'économie animale, il n'est pas inutile de donner ici un aperçu de l'appareil qui a servi à étudier cette action, et qui sert maintenant aux applications thérapeutiques.

Voici la description de l'appareil à condensation que Pravaz fit construire dans son établissement orthopédique.

Cet appareil se compose d'un vaste récipient cylindrique en fer laminé, de la capacité d'environ neuf mètres cubes. On y entre par une ouverture quadrangulaire fermée de dedans en

Comme la raréfaction de l'air, sa condensation réagit d'abord sur les phénomènes de la respiration et de la circulation, puis consécutivement sur les autres fonctions de l'économie.

dehors par une porte suspendue sur deux gonds au moyen de pentures brisées. Cette disposition permet aux bords de la porte, garnis d'un feutre épais, de s'adapter exactement par la pression aux bords de l'ouverture également garnis de feutre.

Des glaces laissent pénétrer la lumière dans la cloche : ces glaces ne sont pas incrustées immédiatement dans les parois, mais sont fixées par des anneaux en cuivre à des cylindres de fonte qui font une saillie de quelques centimètres en dehors de l'appareil, sur lequel ils sont boulonnés. On prévient par ces appendices la fracture des glaces, qu'un changement d'inflexion dans la périphérie du récipient pourrait amener, lorsque la pression intérieure de l'air tend à lui imprimer une forme parfaitement circulaire pour lui faire acquérir son maximum de capacité.

En été, comme la température intérieure de la cloche est en général d'un ou de deux degrés plus élevée que celle de l'air extérieur, à cause de la chaleur développée par la condensation, on recouvre la paroi extérieure de l'appareil de draps mouillés destinés à la rafraîchir. L'eau qui s'écoule de ces draps se rend dans une rigole fixée tout autour de l'appareil.

Enfin, l'appareil est complété par des soupapes et un manomètre à air libre : l'une de ces soupapes remplit l'office d'une soupape de sûreté et empêche la pression intérieure de s'élever, dans aucun cas, au-dessus d'une certaine limite ; l'autre, soupape régulatrice, sert à régler le renouvellement et le degré de

Dans l'étude des modifications qui s'opèrent dans la respiration, nous avons ici encore à considérer les changements que subissent d'une part les phénomènes mécaniques, d'autre part les phénomènes chimiques.

Les phénomènes mécaniques de la respiration peuvent eux-mêmes être envisagés à deux points de

pression de l'air, qu'une pompe foulante mue par une machine à vapeur refoule incessamment dans la cloche.

La manœuvre de l'appareil est très simple. La soupape régulatrice étant fermée, on laisse arriver l'air refoulé par la pompe jusqu'à ce que le manomètre indique la pression fixée d'avance suivant les cas pathologiques, pression qui dépasse rarement 30 à 35 centimètres. A ce moment, on ouvre la soupape régulatrice et l'on règle l'écoulement de l'air, de manière qu'il n'en sorte qu'une quantité égale à celle qui entre dans la cloche, manœuvre à laquelle on peut donner la plus grande précision au moyen du manomètre. On entretient ainsi, dans l'intérieur de la cloche, un courant d'air sans cesse renouvelé.

Lorsqu'il est nécessaire de n'arriver que lentement à la pression fixée, on se sert encore de la soupape régulatrice pour arriver à ce résultat. Dans ce cas, on l'ouvre dès le début, mais de manière qu'il ne s'échappe qu'une quantité d'air inférieure à celle qui pénètre dans la cloche. La plus ou moins grande rapidité d'ascension de la colonne mercurielle dans le tube manométrique permet, dans ce cas, de régler l'écoulement de l'air avec la plus grande facilité.

vue différents : 1° sous le rapport de l'amplitude des inspirations ; 2° sous le rapport de leûr rhythme.

On comprend difficilement, au premier abord, comment un accroissement de l'élasticité de l'air peut augmenter l'étendue des inspirations.

« Il semble d'abord, dit Pravaz, que dans cette condition, les deux plèvres étant contiguës, une augmentation du ressort de l'air doit être sans influence sur le mécanisme de la respiration, puisque les deux pressions interne et externe semblent s'opposer effectivement l'une à l'autre. Cependant, on reconnaît bientôt par le raisonnement, et l'on peut s'assurer par l'expérience, que l'accroissement de la densité de l'air est une condition favorable à l'exécution et à l'étendue des mouvements respiratoires.

« Deux circonstances que je vais examiner successivement concourent à rendre plus facile et plus étendu le développement des cellules pulmonaires dans une atmosphère condensée.

« En premier lieu, si l'on reconnaît que la réaction des divisions bronchiques (*renixus bronchiarum* de Haller) est une résistance qui croît avec l'expansion de l'organe ; s'il est certain, d'un autre côté, que dans les conditions ordinaires de la vie, l'inspiration est loin d'avoir l'étendue que comporterait la disposition anatomique des parois thoraciques, on ne peut douter que chez un grand nombre de sujets, et particulièrement chez ceux qui, menant une vie sédentaire, n'ont besoin, pour l'hématose, que d'un conflit médiocre avec l'atmosphère, la rétractilité de tissu n'ait réduit notablement le maximum de capacité que peuvent acquérir les poumons sous la pression ordinaire, et par suite l'ampliation habituelle de la cavité pectorale ; dès lors, n'est-il pas manifeste qu'en augmentant cette pression et élevant ainsi à une plus haute puissance la force qui lutte contre la réaction du poumon, on doit étendre la limite supérieure de son développement propre, et consécutivement celle de l'expansion de la cage thoracique sous l'effort des muscles inspirateurs, effort qui devient promptement impuissant, lorsque la tendance au vide qui a lieu entre les deux plèvres pendant l'inspiration, dépasse une certaine mesure ?

« La seconde circonstance qui doit agrandir le champ de l'inspiration dans l'air condensé, est le changement du mode respiratoire ordinaire qui survient alors.

« M. Magendie, en exposant le mécanisme de l'expansion et de la contraction alternatives des organes de la respiration, a fait remarquer le premier que l'abaissement du diaphragme dans le mouvement d'inspiration ne limite pas son effet à agrandir le diamètre vertical de la poitrine, mais qu'il contribue encore, en soulevant le thorax en totalité, à augmenter les diamètres horizontaux de cette cage osseuse. MM. Beau

et Maissiat ont expliqué, d'après les données anato-
miques et par les principes de la mécanique, le sou-
lèvement du thorax et l'agrandissement qui en résulte pour ses diamètres transversal et antéro-postérieur.

« Le mouvement ascensionnel des parois de la poitrine est, selon M. Magendie, en raison directe de la
mobilité des côtes et de la résistance des viscères
abdominaux. Or, l'accroissement de la pression atmosphérique ayant pour effet de comprimer l'abdo-
men, d'augmenter l'élasticité des gaz intestinaux et
par suite leur réaction contre l'effort du diaphragme,
ce muscle rencontre un point d'appui plus solide et
change le mode de respiration le plus ordinaire, en
obligeant les côtes et le sternum à prendre une plus
grande part au mécanisme de cette fonction. A la vérité, la dilatation de la cavité thoracique, dans le
sens vertical, se trouve ainsi diminuée; mais cette
réduction est plus que compensée par l'expansion de
la poitrine suivant ses diamètres antéro-postérieur
et latéral, et, loin d'être moindre, le volume d'air in-
troduit par chaque inspiration se trouve augmenté.
En effet, dans le mode de respiration qui a lieu principalement par l'abaissement du diaphragme, la capacité de la poitrine ne s'accroît que suivant le rapport simple des diamètres verticaux successifs, me-
surés latéralement, car la partie moyenne du diaphragme reste à peu près fixe, tandis que, dans la

respiration costo-sternale, l'agrandissement de cette cavité a lieu dans le rapport composé du produit des diamètres horizontaux primitifs au produit des mêmes diamètres dilatés. »

On peut, du reste, se convaincre par l'expérimentation directe, que le développement du poumon dans l'inspiration augmente avec la condensation de l'air. Le docteur Person (1) a proposé, pour mesurer les divers degrés d'ampliation du thorax, une expérience qui consiste à inspirer avec la poitrine, à travers un tube plongeant dans un verre rempli de mercure, dont l'ascension plus ou moins haute indique une plus ou moins grande diminution de l'élasticité de l'air contenu dans le poumon, et, par suite, le degré d'augmentation de la capacité pulmonaire. En répétant cette expérience dans l'air comprimé et à différents degrés de pression, Pravaz a constaté qu'à partir de la pression de $0^m76$, l'ascension de la colonne mercurielle dans le tube et, par suite, l'ampliation du poumon croissent avec la densité de l'air jusqu'à une certaine limite, variable suivant la force des muscles inspirateurs chez chaque individu, mais qu'au-delà de cette limite, la colonne mercurielle revient à son niveau normal ou descend même au-dessous, ce qui indique une diminution de la capa-

(1) Person, *Eléments de Physique*, vol. i, p. 245.

cité pulmonaire, lorsque la pression atmosphérique devient trop forte pour être surmontée par les muscles inspirateurs.

Si nous considérons maintenant le rhythme de la respiration, nous remarquons que les inspirations diminuent de fréquence, et cela par la même cause qui produisait dans l'air raréfié une accélération si remarquable. En effet, le sang se trouvant en contact à chaque inspiration avec une plus grande quantité d'oxygène, et de plus, la dissolution de l'oxygène dans le sang étant favorisée par l'accroissement de la pression, d'après la loi de M. Biot, les mouvements alternatifs d'inspiration et d'expiration doivent nécessairement devenir moins fréquents. Cette diminution de fréquence des inspirations, faible chez les sujets en bonne santé, est surtout remarquable chez les malades atteints de dyspnée, soit par une affection des organes thoraciques, soit par un état de pléthore veineuse.

La circulation, cette fonction si intimement liée à la respiration, participe des modifications qu'éprouve cette dernière, quant au rhythme et à l'étendue des inspirations. Aussi voit-on le pouls se ralentir, et cela en proportion de sa fréquence avant le séjour dans l'appareil à air condensé. Si, chez les sujets en bonne santé, le ralentissement des contractions du cœur gauche est peu sensible, il est au contraire très marqué chez les malades qui présentent une grande accélération de pouls. Il arrive alors souvent, qu'après un seul bain d'air, le nombre des pulsations diminue de 12 ou 15, et même dans certains cas, de 30 ou 36 pulsations par minute. Ce ralentissement de la circulation artérielle, dans un milieu plus dense, lorsque l'augmentation de pression a été amenée graduellement, est un des traits caractéristiques de l'influence de l'air comprimé, et explique en grande partie l'effet sédatif que l'on remarque dans certains cas.

Les circulations capillaire et veineuse, que nous avons vues entravées par la diminution de la pression atmosphérique, sont, d'autre part, singulièrement favorisées par l'augmentation de cette même pression ; car, pour reprendre la comparaison ingénieuse de Pravaz, la poitrine se trouve alors dans les conditions d'une pompe aspirante, fonctionnant dans un milieu plus dense que le milieu normal. Une autre cause vient aussi favoriser le retour du sang veineux vers le cœur droit, c'est l'amplitude plus grande des inspirations; il est en effet généralement reconnu que, dans les grandes inspirations, l'aspiration thoracique s'exerce avec beaucoup plus d'énergie.

Les modifications que l'on remarque dans les phénomènes chimiques de la respiration, chez les sujets soumis à une pression atmosphérique supérieure à la pression normale, méritent surtout de fixer l'attention.

Le fait le plus remarquable est l'augmentation qu'éprouve alors la quantité d'acide carbonique expiré, fait que MM. Hervier et Saint-Lager (1) ont constaté les premiers, et qui s'explique facilement

(1) Voici le procédé qu'emploient MM. Hervier et Saint-Lager pour doser l'acide carbonique expiré :

L'appareil dont ils se servent comprend :

1° Une embouchure en maillechort munie de deux tubes d'un diamètre de $0^m\,025$ ; l'un horizontal, donnant passage à l'air inspiré, et offrant dans son intérieur une soupape s'ouvrant d'avant en arrière ; l'autre, vertical et perpendiculaire au premier, destiné au passage de l'air expiré et présentant dans son intérieur une soupape s'ouvrant de bas en haut ;

2° Un flacon jaugé de deux litres ;

3° Un long tube gradué fermé par un bout et s'adaptant par l'autre à l'orifice du flacon au moyen d'un bon bouchon ;

4° Un pince-nez.

Pour procéder à l'essai carbonométrique, on engage le tube d'expiration dans l'ouverture du flacon renversé, on applique le pince-nez, et l'on fait respirer le sujet pendant cinq minutes à travers l'embouchure. Au bout de ce temps, l'air du flacon se trouve complètement remplacé par l'air chaud qui arrive du poumon. On dégage alors du flacon le tube d'expiration, et on le remplace par le tube gradué rempli d'eau de baryte, qu'on adapte solidement à l'orifice du flacon ; on retourne alors ce dernier, et on l'agite fortement pour faciliter l'absorption de l'acide carbonique par la baryte. Puis, le flacon étant renversé de nouveau, on attend la formation du précipité de carbonate barytique. Lorsqu'elle est achevée, on note sur l'échelle graduée le point où s'arrête le précipité, et l'on obtient ainsi un indice

par cette raison que, sous l'influence d'une plus grande quantité d'oxygène, il se produit une oxydation plus active des matériaux organiques et des tissus (1).

Un autre phénomène, l'augmentation de la sécrétion urinaire, vient aussi prouver une métamorphose plus rapide des matériaux organiques dans l'air condensé. Quoiqu'on n'ait pas encore songé à doser

de la quantité d'acide carbonique expiré. Si l'on veut une appréciation plus exacte, on recueille le précipité sur un filtre, on le lave à l'eau distillée, on le calcine, et on le pèse (100 parties de carbonate de baryte contiennent 22 parties 535 d'acide carbonique).

Ce procédé, très simple, n'est sans doute pas à l'abri de tout reproche ; mais, s'il ne donne pas des résultats *absolus* d'une très grande exactitude, il permet d'obtenir des résultats *parfaitement comparables* et présente l'avantage d'une grande promptitude d'exécution.

(1) MM. Hervier et Saint-Lager, dans leurs recherches sur la quantité d'acide carbonique expiré sous différentes pressions, ont signalé un fait singulier ; c'est que, lorsque la pression de l'air dans le récipient s'élève au-dessus d'une certaine limite, la quantité d'acide carbonique exhalé, loin d'augmenter, diminue alors momentanément, pour redevenir très active après le bain. Quoique, dans l'état actuel des connaissances physiologiques, il soit difficile de donner une explication satisfaisante de cette circonstance, il n'en reste pas moins prouvé que, d'une manière générale, sous l'influence d'une pression supérieure à la pression normale, les métamorphoses organiques acquièrent

directement l'urée sécrétée chez les sujets soumis à l'influence d'une pression supérieure à la pression normale, l'induction porte à croire que l'urée sécrétée augmente notablement après un séjour dans l'air condensé; car, d'après Lehmann (1), des expériences faites sur des hommes et des animaux ont appris que, lorsque l'évacuation de l'eau devient plus abondante, celle de l'urée augmente également.

Le fait d'une métamorphose plus active des tissus est, du reste, indirectement prouvé par l'augmentation, souvent extraordinaire, de l'appétit chez les sujets soumis à l'influence de l'air comprimé dans un but médical, et chez les ouvriers qui travaillent dans la cloche à plongeur. Chez ces derniers, non seulement l'ingestion plus considérable d'aliments est une nécessité, mais encore l'usage d'aliments respiratoires tels que l'alcool et les matières grasses, et de substances très azotées, devient indispensable, car il faut alors réparer promptement les pertes que subit l'organisme. C'est même en activant le mouvement de décomposition et de recomposition des tissus, que le bain d'air comprimé devient un moyen si énergique *d'entraînement.*

une plus grande activité, qui se traduit au dehors par une augmentation de l'acide carbonique exhalé.

(1) *Précis de chimie physiologique animale.* Traduction de Ch. Drion, page 226.

Nous avons vu que, dans l'air raréfié, les fonctions qui dépendent du système nerveux s'exécutent plus difficilement, soit à cause de la congestion sanguine qui se produit dans les centres nerveux, soit à cause du contact d'un sang moins artérialisé; dans l'air condensé, au contraire, comme le dit M. le docteur Junod, « les fonctions intellectuelles sont excitées, le système musculaire partage cet accroissement d'activité, les mouvements sont faciles, énergiques et semblent plus assurés; » phénomènes qui se remarquent déjà à l'air libre, lorsque le baromètre s'élève, ainsi que l'avait déjà noté M. Rostan (1).

Si, comme nous l'avons fait lorsque nous avons exposé l'action de la diminution de la pression atmosphérique, nous cherchons à résumer en peu de mots les effets que produit son augmentation, nous trouvons que ces effets sont les suivants :

1° Développement plus complet du poumon;

2° Diminution de fréquence des inspirations;

3° Ralentissement de la circulation artérielle;

(1) « L'observation démontre qu'à la surface de la terre, où la pression atmosphérique peut varier sensiblement, la respiration est plus libre et plus grande, les mouvements plus faciles et plus forts, on ressent ordinairement un bien-être marqué, lorsque le baromètre indique par son élévation une augmentation de pesanteur de l'air. » (Rostan, *Dict. de méd.*, en 30 vol., tome IV, page 539, article *Atmosphère.*

4° Accélération de la circulation veineuse et capillaire;

5° Activité plus grande de la *rénovation organique*, démontrée, d'une part, par l'augmentation d'acide carbonique exhalé et d'urine sécrétée, d'autre part, par l'augmentation de l'appétit;

6° Stimulation plus grande du système nerveux, sous l'influence d'un sang plus artériel.

Considérée d'une manière générale, l'influence de la diminution ou de l'augmentation de la pression atmosphérique sur l'économie animale peut être réduite à deux chefs principaux : *modification de la circulation* par les changements apportés dans les phénomènes mécaniques de la respiration, et par les variations de la force mécanique de l'air; *modification de la nutrition* par les variations dans la quantité d'oxygène en contact avec le sang. Par les deux résumés que nous avons donnés à la fin de ces deux premiers chapitres, il est facile de voir quelle parfaite harmonie d'opposition existe entre les effets de la diminution de la pression atmosphérique et les effets de son augmentation. Tandis que, dans le premier cas, nous voyons la circulation en général se ralentir malgré les contractions répétées du cœur gauche, et les métamorphoses organiques devenir moins actives sous l'influence d'une quantité insuffisante d'oxygène, nous voyons au contraire, dans le second, la circulation s'opérer avec une plus grande facilité, par l'appel plus énergique qu'exerce le thorax, et la nutrition, sous l'influence d'une plus grande quantité d'oxygène, acquérir une activité extraordinaire.

Il est difficile de dire quel parti la médecine pourrait tirer, dans certains cas, de la diminution de la pression atmosphérique employée autrement que localement; mais la connaissance des effets physiologiques de l'air comprimé sur l'homme sain devait nécessairement conduire à l'appliquer à la thérapeutique. Nulle médication, en effet, ne se présente comme aussi fondée en théorie, et aussi rationnelle en application, soit que l'indication à remplir consiste à régulariser la circulation, soit qu'on veuille donner à la nutrition une énergie plus grande. Dans le chapitre suivant, nous allons examiner les ressources que la médication pneumatique offre à l'art de guérir.

## III.

Par les effets physiologiques que produit sur l'or
ganisme la condensation de l'air, il est facile de voir
que ses effets thérapeutiques peuvent se réduire à
deux chefs principaux : *dérivation* et *entraînement*,
dérivation par son action sur le système circulatoire,
entraînement par son action sur la respiration et par
suite sur la nutrition.

On peut donc diviser en deux catégories différentes
les cas d'application du bain d'air comprimé. Dans la
première, nous rangerons ceux où l'indication princi-
pale est de détruire une congestion sanguine ou sé-
reuse; dans la seconde, nous rangerons les diathèses,
les affections générales, en un mot, les maladies qui
dépendent d'un vice de la nutrition. Cependant, cette
division ne doit pas être prise dans un sens tout à

fait absolu, car il est certains cas où l'action du bain d'air comprimé est assez complexe.

Examinons d'abord les cas où la médication pneumatique peut être employée comme *dérivative*.

Nous avons vu dans la dernière partie de ce Mémoire, que l'action de l'air comprimé sur la circulation se faisait sentir, d'une part, en ralentissant la circulation artérielle, d'autre part en favorisant le retour du sang veineux vers les cavités droites du cœur. Par cette double action, le bain d'air comprimé peut donc être opposé rationnellement aux deux éléments principaux de la congestion inflammatoire, l'accélération qu'éprouve la circulation artérielle et la stase veineuse qui s'opère dans les capillaires de la partie affectée.

Il offre de plus, sur les dérivatifs usuels, les évacuations sanguines et les révulsifs intestinaux entre autres, l'avantage de ne pas affaiblir l'organisme, dans les cas surtout où la congestion est plutôt passive qu'active, et de pouvoir être mis en usage dans des circonstances où la profondeur et la nature des lieux affectés ne permettent pas l'emploi efficace des moyens ordinaires de l'art.

Ces avantages sont surtout sensibles dans les cas d'hyperhémie de la substance nerveuse, et expliquent les succès que Pravaz a pu obtenir au moyen de l'air comprimé dans le traitement des congestions qui accompagnent, soit eomme cause, soit comme effet, un grand nombre des maladies des centres nerveux ou des conducteurs.

Quelle que soit l'opinion que l'on adopte sur la nature du ramollissement cérébral, qu'on le regarde comme de nature inflammatoire ou comme une altération *sui generis* de la pulpe nerveuse, il est un fait que les travaux de Lallemand et de M. Durand-Fardel ont mis hors de doute, c'est l'état de congestion qu'on remarque au début dans l'immense majorité des cas. Détruire cette hyperhémie, telle est l'indication première; mais dans un grand nombre de circonstances, l'état de faiblesse qui accompagne le ramollissement du cerveau s'oppose à ce qu'on puisse employer les évacuations sanguines et quelquefois même les dérivatifs intestinaux. Dans ces cas-là, surtout au début de l'affection, le bain d'air comprimé, sans affaiblir le malade, peut produire une dérivation efficace et amener la guérison, ainsi que le montre l'observation suivante.

Un jeune prêtre, âgé de 26 ans, M. C..., à la suite d'excès de travail, fut atteint d'une affection cérébrale présentant les signes d'un ramollissement, et caractérisée par les symptômes suivants : céphalalgie continuelle, étourdissements fréquents pendant lesquels le malade faisait plusieurs tours sur lui-même, affaiblissement considérable des facultés intellectuelles, et surtout de la mémoire, au point que le malade avait oublié le nom des lieux où il avait passé son enfance; vomissements plusieurs fois par jour, faiblesse extrême, difficulté très grande à se tenir dans la station verticale, incontinence d'urine, surtout pendant la nuit.

Tel était l'état du malade au mois de février 1851, lorsqu'il fut soumis à la médication pneumatique. Les premiers bains d'air furent assez mal supportés; mais, peu à peu, sous l'influence de ce seul moyen, les forces et l'appétit se relevèrent graduellement, et les symptômes les plus graves se dissipèrent successivement. Pour remédier à l'état de faiblesse des membres inférieurs et de la vessie, on termina le traitement par l'application de quelques moxas sur la colonne vertébrale et par l'administration de quelques pilules de strychnine. Au bout de cinq mois, M. C...., complètement guéri, put retourner dans sa paroisse et y remplir, comme vicaire, les fonctions de son ministère.

L'action curative de l'air comprimé n'est pas moins remarquable dans le traitement des affections de la moelle qui sont sous la dépendance d'un état hyperhémique.

(1) « Un négociant, âgé de 43 ans, était affecté, de-

(1) Pravaz, *loco citato*, page 319.

puis trois ou quatre ans, d'une maladie de la moelle de l'épine qui avait été combattue par tous les moyens que l'art emploie en pareil cas, tels que les cautères sur la région vertébrale, les eaux de Plombières, d'Aix en Savoie, d'Uriage, et les préparations de strychnine. Il était dans l'état que je vais décrire.en peu de mots, lorsque M. Richard, de Nancy, lui donna le conseil de tenter la médication pneumatique. La vessie paralysée laissait couler les urines par regorgement ; il y avait constipation habituelle ; les membres inférieurs, très amaigris, ne pouvaient supporter le malade, qui ne se soulevait qu'à grand' peine lorsqu'il était assis, et retombait aussitôt sur son siége ; il éprouvait des fourmillements incommodes à la plante des pieds.

« Le premier bain d'air, qui fut administré le 4 avril 1840, à la pression de douze centimètres et pendant un quart d'heure seulement, produisit un sentiment de chaleur très prononcé et presque incommode qui se propagea des extrémités inférieures jusqu'à la région lombaire ; il fut accompagné d'un peu de moiteur et d'un état de bien-être relatif. Le même jour, le malade fut capable de faire quelques pas avec l'appui d'une canne, ce qui lui était impossible jusque-là.

« Le 18 avril, les forces s'étaient sensiblement développées, le sommeil et l'appétit étaient satisfaisants, et le sentiment du besoin d'uriner commençait à être perçu.

« Le **27** avril, le malade a mal dormi, il a éprouvé des fourmillements dans la jambe gauche ; il attribue ces incommodités à des vêtements trop chauds (une pelleterie avait été placée sous la région lombaire).

«Le **2** mai, le malade soutenait facilement une promenade d'un quart d'heure, l'incontinence d'urine avait presque entièrement cessé. Enfin, après 60 bains d'air comprimé, les urines étaient gardées entièrement, et la locomotion était devenue comparativement assez facile, puisque le malade faisait sans peine sept ou huit fois le tour de la place Bellecour, c'est à dire un trajet de plus de deux kilomètres. »

Certaines contractures musculaires sont évidemment liées à une hyperhémie circonscrite des centres nerveux. Mais les saignées et les révulsifs ne triomphent pas toujours de cet état de congestion, parce qu'ainsi que l'a fait remarquer Pravaz, « la vascularisation très fine de l'organe exerçant, sur les liquides engagés dans le système capillaire, une forte attraction, oppose un plus grand obstacle aux moyens ordinaires employés pour désobstruer ce système. » Le bain d'air comprimé, par son action sur la circulation, peut, dans quelques cas de ce genre, rendre de grands services, et par ce moyen seul, Pravaz a vu guérir, en peu de jours, deux malades atteints de torticolis. Nous empruntons à son ouvrage l'une de ces observations, qui est des plus remarquables.

(1) « Une jeune fille de huit ans, à la suite d'une forte insolation, fut prise d'une céphalalgie violente; le lendemain, à son réveil, la tête était inclinée sur l'épaule gauche et la face tournée du côté opposé par la contraction du muscle sterno-mastoïdien. Cette contraction était accompagnée de vives douleurs qui s'exaspéraient par le moindre mouvement. Quelques jours après, la contraction se déplace et passe au muscle antagoniste. Les divers moyens employés contre cette affection n'eurent aucun succès, et l'enfant fut amenée à Lyon pour y être soumise à l'observation de M. le docteur Gilibert. Cet habile praticien reconnut que l'état spasmodique des muscles du cou était dépendant d'une hyperhémie encéphalique, et il conjectura que l'action de l'air comprimé pourrait être appliquée utilement dans cette occasion. Son attente ne fut point trompée. Dès la première séance dans l'appareil à condensation, la rigidité du muscle contracté avait notablement diminué, ainsi que la douleur. Après quinze bains, la tête était complètement redressée, et tous les mouvements étaient devenus faciles; un appareil mécanique de redressement qui avait été préparé éventuellement devint inutile. »

Le strabisme peut aussi, dans quelques cas, être traité avec avantage par l'emploi du bain d'air comprimé, comme le prouve l'observation suivante.

(1) Pravaz, *loco citato*, page 315.

(1) « Au commencement du printemps de 1845, un jeune officier, qui était en garnison dans une forteresse des Hautes-Alpes, fut pris subitement de diplopie au moment de son lever. L'œil gauche paraissait entraîné en dedans par la contraction du muscle droit interne survenue, je le suppose, à la suite de quelque écart de régime. Après avoir employé inutilement différents moyens contre cette affection très pénible, le malade vint à Lyon, et me fut adressé pour recevoir mes soins. Dans le but de combattre la congestion cérébrale partielle qui me paraissait produire la rupture de l'antagonisme naturel des muscles droits latéraux, je le soumis à l'emploi du bain d'air comprimé. Ce moyen amena promptement une amélioration notable; au bout de quelques jours, la diplopie ne se produisait plus dans un champ aussi restreint, c'est à dire que le malade pouvait embrasser un cadre plus vaste sans que la vision cessât d'être simple; il lui arrivait de quitter, sans s'en apercevoir, des lunettes dont un verre avait été dépoli pour neutraliser l'amblyopie qui exposait le malade à des chutes en marchant; il n'éprouvait plus, comme auparavant, une sensation presque continuelle de nausée. Au spectacle, les objets lui paraissaient moins confus que de coutume.

_________

(1) Pravaz, *loco citato*, page 315.

« Après des alternatives diverses, qui correspon-
daient à l'observance plus ou moins exacte des rè-
gles de l'hygiène, cet officier a fini par guérir de
son strabisme, mais j'ai appris de lui assez récem-
ment qu'il éprouvait encore une tendance au retour
de la même anomalie visuelle, lorsqu'il s'écartait
sensiblement des limites de la tempérance. »

Parmi les surdités dites *nerveuses*, il en est qui reconnaissent pour cause une paralysie du nerf auditif,
d'autres qui paraissent dépendre, ainsi que Pravaz
l'a fait connaître, d'une congestion des sinus labyrin-
thiques. Lorsque cet état hyperhémique est de date encore récente et n'a pas encore amené une altération
de tissu dans les organes si délicats de l'oreille interne, ou une dilatation variqueuse des vésicules du
labyrinthe, dilatation qui, longtemps prolongée, doit
altérer singulièrement la faculté qu'elles possèdent
de revenir sur elles-mêmes quand la congestion a
disparu, on peut espérer de ramener l'audition en
employant l'action dérivative qu'exerce l'air comprimé. Pravaz qui, dans son ouvrage, a consacré un
long chapitre au traitement des maladies de l'oreille,
cite à l'appui de cette opinion plusieurs exemples
de guérisons et d'améliorations notables dans des cas
de surdités congestives, par l'emploi exclusif de l'air
comprimé comme dérivatif.

Lorsque l'organisme se trouve plongé dans une atmosphère d'une densité supérieure à la densité normale, on voit les parties périphériques, entre autres les membranes muqueuses, pâlir sensiblement sous l'influence de l'augmentation de pression. Ce fait explique comment le bain d'air comprimé peut être employé comme un des moyens les plus rationnels et les plus efficaces pour combattre l'inflammation des membranes muqueuses.

Les nombreuses observations de Pravaz et de M. Bertin, de Montpellier, ont montré tout le parti que l'on pouvait tirer de l'action mécanique du bain d'air comprimé dans le traitement des laryngites et des bronchites chroniques. Mais l'application la plus heureuse en a été faite par Pravaz au traitement des surdités qui dépendent d'une inflammation chronique de la trompe d'Eustache ou de la caisse du tympan. On connaît les succès obtenus dans ce genre de surdité par M. le docteur Deleau, au moyen des injections forcées d'air par la trompe d'Eustache, injections qui ont pour effet de dégorger la trompe obstruée par des mucosités, d'exercer sur la muqueuse enflammée une sorte de compression qui en facilite le dégorgement, et, enfin, d'en modifier la vitalité. Mais il arrive fréquemment, comme le remarque M. Ménière, que le cathétérisme de la trompe d'Eustache devient fort difficile, surtout chez les jeunes enfants très irritables. Dans ces cas-là, l'emploi du bain d'air comprimé rend de grands services, car il permet de désobstruer la trompe sans avoir recours à la sonde, par le mécanisme suivant. Lorsque la pression atmosphérique s'élève dans le récipient, l'équilibre tend à se rétablir entre l'intérieur de la caisse du tympan et l'air extérieur, d'où la sensation de pression éprouvée dans l'oreille, sensation déjà remarquée par MM. Hamel et Colladon dans la cloche à plongeur, et produite par le refoulement de *dehors en dedans* de la membrane du tympan. Mais, lorsque la tension de l'air extérieur, qui presse contre l'orifice de la trompe, est devenue supérieure à la résistance des mucosités qui y adhèrent, l'air pénètre dans la caisse en chassant devant lui ces mucosités, et l'équilibre se rétablit instantanément. Lorsque, au contraire, la pression extérieure s'abaisse quand on fait sortir l'air de l'appareil, l'air emprisonné dans la caisse fait à son tour effort de *dedans en dehors*, pousse devant lui les mucosités contenues dans la caisse, et les chasse dans l'arrière-gorge.

L'action de l'air comprimé dans le traitement des surdités catarrhales de l'oreille moyenne ne se borne pas à désobstruer la caisse du tympan et la trompe d'Eustache ; on obtient en outre, par la condensation de l'air, sur le réseau capillaire de la muqueuse enflammée, une pression qui en facilite le dégorgement, pression qu'on ne peut obtenir que très imparfaitement par le cathétérisme, à cause du reflux qui s'opère entre les parois de la sonde et celles de la trompe, et qui s'oppose à ce que l'air injecté acquière assez de ressort.

Il est facile, en outre, de modifier la vitalité de la caisse et de la trompe, en faisant pénétrer par ce moyen des vapeurs balsamiques, telles que celles qui se dégagent du goudron porté à une certaine température.

La chirurgie peut encore retirer d'utiles ressources de l'emploi de l'air comprimé dans le traitement de quelques maladies articulaires.

Les travaux de Baynton, de M. Velpeau et de M. Lavacherie (de Liége), en montrant les avantages de la compression appliquée aux tumeurs blanches, ont fait prendre à cette méthode une place importanté dans le traitement de ces affections. Ses avantages sont surtout marqués au début de certaines formes de la maladie, lorsque l'altération locale ne consiste encore que dans l'inflammation de la synoviale et dans un épanchement séreux intra-articulaire. Une compression méthodique peut alors exercer sur l'état de l'articulation l'influence la plus favorable, d'une part en opposant un obstacle au sang qui tend à affluer dans les parties malades, d'autre part en favorisant la résorption de l'épanchement, cause de douleurs parfois intolérables. « Le parti que l'on peut tirer de cet agent thérapeutique est immense, dit M. Nélaton (1); il arrive souvent qu'à l'aide de la seule compression on fait cesser les douleurs que rien ne peut calmer, et qu'on rend aux malades le sommeil dont ils étaient privés. »

La compression exercée par les moyens ordinaires de l'art peut, il est vrai, être facilement employée dans le traitement des tumeurs blanches de certaines articulations, telles que celles du coude, du genou ou du pied ; mais elle devient difficilement applicable à la tumeur blanche de l'articulation coxo-fémorale, à cause de la forme même des parties, qui présente un obstacle à une constriction uniforme. En effet, ainsi que l'a fait remarquer Pravaz (2), en essayant de comprimer la cuisse par un bandage, on enfonce généralement dans la cavité cotyloïde la tête du fémur, repoussée au dehors par les liquides épanchés, et on augmente ainsi la distension de la capsule articulaire et, par suite, les douleurs du malade.

Cependant, dans la coxalgie plus que dans toute autre affection articulaire, la compression peut rendre les plus grands services, d'une part en faisant cesser les douleurs intolérables qui accompagnent l'inflammation de la synoviale et l'épanchement consécutif, d'autre part, en favorisant la résolution de

(1) *Eléments de pathologie chirurgicale*, tome II, page 220.
(2) *Mémoire sur l'emploi de la compression, au moyen de l'air condensé, dans les hydarthroses*, page 7.

l'inflammation et la résorption de ce même épanchement, doublement préjudiciable au malade par la position vicieuse qu'elle le force à prendre, et par la tendance qu'elle imprime à une luxation du fémur.

Ce que l'on ne peut obtenir que difficilement par les moyens ordinaires de l'art, peut être facilement réalisé par l'emploi de l'air comprimé, ainsi que Pravaz l'a démontré. En effet, lorsque le sujet plonge en entier dans une atmosphère condensée, la tumeur de la hanche est comprimée de la manière la plus uniforme, puisque, dit Pravaz (1), « ce n'est plus seulement la tête articulaire qui est repoussée de dehors en dedans, mais encore la capsule faisant une saillie anormale au-delà de ses insertions. Cette compression, dont l'effort correspondant à la cavité cotyloïde peut être évalué à 20 kilogrammes par atmosphère, doit déterminer la résorption au moins partielle des liquides épanchés. »

L'air comprimé dans un récipient où le sujet plonge tout entier présente de grands avantages sur une compression *locale* au moyen d'un bandage. En effet, il n'agit pas seulement par *expression*, mais par une double action sur la circulation artérielle et sur la circulation veineuse; il s'oppose d'une part plus efficacement à l'abord d'une trop grande quantité de sang dans la partie enflammée, en ralentissant les

(1) *Loco citato*, page 8.

mouvements du cœur droit, et facilite d'un autre côté le dégorgement des parties enflammées et la résorption de l'épanchement, en favorisant l'appel que le poumon exerce sur le sang veineux.

Aussi voit-on, par l'emploi de l'air comprimé, les douleurs articulaires cesser ordinairement avec une grande rapidité, et même dès le premier bain. Pravaz, dans son *Essai médical sur l'air comprimé*, rapporte l'exemple remarquable d'un jeune homme chez lequel la douleur cessa presque immédiatement après son entrée dans l'appareil. Le malade, privé de sommeil depuis plusieurs jours, s'endormit dans le bain, et le membre put être ramené immédiatement à une meilleure position.

L'action sédative de l'air comprimé sur la circulation artérielle mérite surtout de fixer l'attention dans le traitement des tumeurs blanches, car elle peut éviter l'emploi de déplétions sanguines destinées à combattre l'état sthénique de la partie affectée, chez des malades souvent dans de mauvaises conditions générales, et chez lesquels toute perte de sang aurait pour résultat d'augmenter l'irritabilité nerveuse et l'état de faiblesse.

Examinons maintenant l'action du bain d'air comprimé comme modificateur de la nutrition.

Il est maintenant généralement admis que la cause primitive de la diathèse scrofulo-tuberculeuse, quelles que soient d'ailleurs ses manifestations, réside dans un trouble de la nutrition (1). C'est donc dans l'examen des troubles qui peuvent atteindre cette importante fonction, qu'il faut chercher les moyens de prévenir et de guérir la scrofule et les tubercules.

Considérée d'une manière générale, la nutrition repose sur un double mouvement de décomposition et de recomposition ; la parfaite harmonie de ces deux processus de la rénovation organique est indispensable à l'intégrité de la santé générale, et si leur équilibre vient à être détruit par une cause quelconque, on voit dans un grand nombre de cas éclater la diathèse scrofulo-tuberculeuse sous ses différentes formes.

C'est ainsi que le développement de la diathèse scrofulo-tuberculeuse peut survenir à la suite d'un trouble dans les fonctions éliminatrices, ou d'un dérangement des fonctions réparatrices. On peut voir,

(1) « Les modifications de l'organisme, dit M. Fournet, d'où résulte la prédisposition aux tubercules, sont le résultat des changements éprouvés par la nutrition. Ces changements peuvent avoir pour point de départ le trouble d'une des principales fonctions de l'économie, ou le trouble simultané de plusieurs d'entre elles. »

par exemple, les scrofules et les tubercules succéder soit à une perturbation des fonctions de la peau, comme l'a montré M. Fourcault, soit à un dérangement des fonctions digestives, dérangement auquel les pathologistes allemands et anglais, Todd et Clark entre autres, ont donné le nom de *dyspepsie strumeuse*, et qu'ils regardent comme produit par un engorgement chronique des viscères abdominaux, soit enfin à une insuffisance de l'hématose. Cette dernière cause, pour avoir moins attiré l'attention, n'en est pas moins fort importante à prévenir; il ne suffit pas, en effet, que l'alimentation soit abondante et substantielle (1), et que l'élaboration intestinale s'opère régulièrement; il faut encore que le conflit de l'air avec le sang veineux et le chyle soit assez énergique pour fournir la quantité d'oxygène nécessaire à leur conversion en sang artériel parfait.

D'après ce qui précède, la cause de la diathèse scrofulo-tuberculeuse doit donc être recherchée dans *le ralentissement de la rénovation organique*. Ramener la nutrition à son type normal, tel est le but que doivent se proposer la thérapeutique et l'hygiène.

Des deux processus de la rénovation organique, celui de décomposition et d'élimination est assez

(1) D'après Clark, une alimentation trop abondante, peut, comme l'insuffisance, devenir une cause de tuberculisation.

facilement accessible aux moyens ordinaires de l'art,
et dans un grand nombre de cas on peut le ramener
à ses proportions normales par un emploi bien di-
rigé des stimulants cutanés et de la gymnastique
médicale; mais il est bien moins facile de modifier
le mouvement de recorporation.,

Différents moyens ont été proposés pour remédier
soit à l'engorgement des viscères abdominaux qui
produit la dyspepsie strumeuse, soit à l'insuffisance
de l'hématose. Ainsi, d'un côté, on a cherché à régulariser la circulation abdominale par l'application
de sangsues à l'anus, et par l'emploi de préparations
mercurielles destinées à exciter les fonctions du foie;
de l'autre, on a conseillé différents moyens pour remédier à l'étroitesse de la poitrine si fréquente chez les
sujets prédisposés aux tubercules. Autenrieth et
Clark, par exemple, ont proposé des inspirations
profondes et fréquentes; Dupuytren a recommandé
la gymnastique spéciale des bras et des épaules;
mais tous ces moyens, qui peuvent, avec le temps,
amener dans quelques cas les plus heureux résultats,
ont l'inconvénient de laisser trop de place à la per-
sévérance des malades, surtout chez les jeunes sujets, et souvent l'état de faiblesse qui accompagne
l'état diathésique peut s'opposer à leur emploi. L'u-
sage d'un moyen physique toujours identique dans
son action, offrant au plus haut degré le caractère de
la continuité, facile à graduer dans ses effets, doit

nécessairement présenter un grand avantage sur ceux qui demandent aux malades un degré de force et de constance qu'ils offrent rarement : ce moyen, c'est l'air comprimé.

La connaissance des effets que produit la compression de l'air sur la circulation, l'hématose et les sécrétions, conduisit nécessairement Pravaz à employer ce moyen dans la prophylaxie et le traitement de la diathèse scrofulo-tuberculeuse ; car il répond à la plupart des indications, soit préventives, soit curatives. Nul moyen, en effet, ne favorise aussi énergiquement la rénovation organique ; car, d'une part, il permet d'activer singulièrement le mouvement de décomposition, comme le prouve l'augmentation de l'acide carbonique exhalé et de l'urine sécrétée ; et de l'autre, il accélère non moins activement le mouvement de recomposition, en permettant une élaboration intestinale et pulmonaire plus complète par son action sur la circulation intestinale et sur l'hématose (1).

L'air comprimé ne se borne pas à exercer, sur l'économie, une action générale dans le traitement des affections scrofulo-tuberculeuses. Par son influence sur la circulation, il permet encore de s'opposer ef-

_______

(1) L'intuition du double processus de la rénovation organique avait conduit les anciens à employer, dans le traitement de

ficacement à l'élément inflammatoire qui accompagne le développement des tubercules, et favorise d'une manière incontestable la résorption de la matière tuberculeuse. Telle est l'explication des succès remarquables que Pravaz a obtenus de l'air comprimé dans le traitement de la phthisie pulmonaire commençante, du mal de Pott et des tumeurs blanches de nature scrofuleuse.

Le bain d'air comprimé, dont les modes d'action se trouvent en complète harmonie d'opposition avec les éléments étiologiques de la diathèse scrofulo-tuberculeuse, offre un exemple non moins remarqua-

certaines diathèses, des pratiques qui, quoique oubliées de nos jours, n'en méritent pas moins l'attention, car elles étaient fondées sur une saine appréciation des causes qui amènent le développement d'un grand nombre d'états diathésiques. Ainsi la *règle cyclique* des médecins méthodistes, qui a joui dans l'antiquité d'une si grande célébrité, n'avait d'autre but que de favoriser le double mouvement de décomposition et de recomposition qui constitue la nutrition. Le traitement se divisait en deux périodes : dans la première, ces malades étaient soumis à une certaine abstinence, accompagnée d'exercices appropriés pour favoriser l'absorption interstitielle et l'élimination, par la peau et le poumon, des matériaux impropres à la vie; puis, dans la seconde période, on cherchait, par une alimentation graduée et recorporative, à réparer les pertes de l'économie et à remplacer par une substance nouvelle les matériaux éliminés.

ble de la puissance des agents empruntés à l'hygiène
dans le traitement d'une autre affection générale, le
rachitisme.

La plupart des auteurs qui ont écrit sur le rachitisme sont d'accord sur ce point, c'est que dans la
grande majorité des cas, la maladie débute à l'époque de la première dentition, lorsqu'au régime lacté
est substituée une alimentation plus substantielle.
Soit que les nouveaux aliments offerts à l'enfant présentent plus de résistance aux forces digestives, soit
que l'économie ne trouve plus en eux une aussi
grande quantité de substances propres à l'ossification, l'on voit alors la nutrition languir, l'ossification
s'arrêter ou même rétrograder, et le sytème osseux
présenter des déformations remarquables.

Parmi ces déformations, la plus caractéristique est
celle que présente le squelette de la cavité thoracique. « Si l'on vient à examiner le malade dépouillé
de ses vêtements, disent MM. Rilliet et Barthez, on
est frappé de là forme singulière de sa poitrine ; le
sternum, qui paraît fortement projeté en avant, est
bombé, presque anguleux de haut en bas ; immédiatement après lui, les cartilages se portent en arrière,
comme s'ils allaient toucher la colonne vertébrale.
De là, résulte un aplatissement extraordinaire des

régions axillaires, **qui sont rentrées, concaves (1).** »

La forme carénée que prend alors le thorax a pour résultat immédiat de restreindre considérablement le mouvement d'expansion du poumon dans l'inspiration ; car, la poitrine, en s'éloignant de la forme cylindrique, s'éloigne par là même de la forme qui correspond à son *maximùm* de capacité. L'insuffisance de l'hématose, que prouvent si évidemment la fréquence des mouvements respiratoires d'une part, et de l'autre le volume exagéré du foie (1) qui vient

(1) Il est aisé de se rendre compte de ce qui se passe ici , dit M. Bouvier (*). La paroi thoracique supporte sans cesse la pression atmosphérique dans le mouvement d'inspiration. Elle ne peut plus résister à cette pression, qui l'enfonce et la déprécie plus ou moins. Aussi, ne voit-on presque plus le thorax se soulever à chaque mouvement inspiratoire.

(*) Bouvier, *Leçons cliniques sur les maladies chroniques de l'appareil locomoteur*, page 225.

(1) Le volume exagéré du foie paraît surtout avoir excité l'attention des auteurs qui ont écrit les premiers sur le rachitisme. Boëtius regarde l'hypertrophie de ce viscère comme la cause primitive essentielle du rachitisme. Glisson, sans adopter une opinion aussi absolue, considère l'hypertrophie du foie comme préexistant au rétrécissement de la poitrine, et attribue, d'un côté, l'abaissement des côtes à la tension des hypochondres, de l'autre, la forme carénée du thorax à un défaut d'harmonie dans la nutrition des côtes, dont l'accroissement serait plus rapide vers les parties sternales que vers l'extrémité postérieure. Mais cette double hypothèse sur la déformation de la

en quelque sorte y suppléer, réagit, à son tour, de la manière la plus défavorable sur la nutrition. Sous l'influence d'une absorption insuffisante d'oxygène, on remarque, comme l'a constaté Rosensteim, une moindre production de fibrine, élément organique dont la quantité paraît en rapport direct avec l'activité de l'hématose, et dont la diminution rend si facilement compte de l'atrophie musculaire que l'on remarque chez les sujets rachitiques.

Les lésions du système osseux et musculaire qui caractérisent le rachitisme reconnaissent donc, en résumé, ponr cause, d'abord un dérangement des fonctions intestinales sous l'influence d'une alimentation peu appropriée à la faiblesse des organes et à la période de l'accroissement, puis, secondairement, une insuffisance de l'hématose produite par la déformation du thorax consécutive au ramollissement

poitrine peut être combattue par les deux objections suivantes:

1° L'hypertrophie du foie peut être contemporaine ou postérieure à la déformation du thorax, et par conséquent, l'abaissement des côtes ne peut pas résulter de l'augmentation de volume de ce viscère. 2° L'accroissement plus rapide des côtes vers leur partie sternale n'est rien moins que prouvé, et, le fût-il, il ne pourrait, dit Pravaz, « déterminer la projection du sternum en avant, que si la partie moyenne et postérienre des côtes était absolument inflexible et liée invariablement à la colonne vertébrale. Sans cette condition, l'accroissement de ces arcs, en un point quelconque de leur longueur, aurait simple-

des côtes. Le traitement doit donc avoir pour but :
1º de rétablir les fonctions digestives, 2º de ramener
le thorax à sa forme normale, et par suite de favoriser l'hématose. Quant au premier point, l'alimentation doit être réparatrice sans être excitante ou trop
substantielle, car, ainsi que l'a fait voir M. J. Guérin,
l'usage d'aliments fortement azotés est une cause de
rachitisme, et d'ailleurs la faiblesse des organes digestifs et l'insuffisance de l'élaboration pulmonaire
contre-indiquent formellement un régime trop sub-
stantiel ; l'instinct du reste semble en quelque sorte
l'indiquer à l'enfant, comme le prouve le dégoût
souvent invincible que les rachitiques montrent pour
les substances animales et surtout pour la viande.

La seconde indication du traitement n'est pas
moins impérieuse que la première, quoiqu'elle ait
semblé attirer à un moindre degré l'attention des

ment pour résultat d'agrandir tous les diamètres de la poitrine.
Or, Glisson n'a pas songé à prouver que la corde qui réunit les
côtes homologues vers le point où elles commenceraient à croî-
tre, suivant lui, d'une manière plus rapide, reste de même longueur, malgré cet accroissement anormal. »

Loin d'être produite par l'hypertrophie du foie, la déformation
de la poitrine dans le rachitisme nous semble au contraire la
cause de cette hypertrophie, destinée à suppléer à l'insuffisance
de l'hématose, et nous croyons, avec Pravaz et M. Bouvier, que
c'est à l'effort de la pression atmosphérique qu'il faut attribuer
la forme carénée qu'offre alors le thorax.

médecins qui ont écrit sur le rachitisme. Il ne suffit pas, en effet, que le régime alimentaire de l'enfant soit approprié à son âge et à l'état de ses organes digestifs, il faut encore que l'organe respiratoire offre assez d'étendue pour que l'aliment élaboré par l'intestin subisse encore l'élaboration pulmonaire sans laquelle il ne peut être convenablement assimilé.

Parmi les moyens qu'on peut employer pour remédier à l'étroitesse de la cavité thoracique, un des plus utiles est la gymnastique des bras qui, par l'entremise des grands pectoraux surtout, permet d'agir sur le thorax, et de ramener en dehors les côtes refoulées; mais aucun moyen ne peut, sous ce rapport, le disputer au bain d'air comprimé; car, ainsi que nous l'avons vu dans la deuxième partie de ce Mémoire, la compression de l'air a pour effet, en changeant le mode de respiration ordinaire qui, de diaphragmatique, devient costo-sternale, de rendre l'inspiration plus étendue. Une plus grande quantité de sang est alors appelée dans le poumon à chaque inspiration. « La nutrition de cet organe doit donc devenir plus active, dit Pravaz, et son volume s'accroître progressivement; mais le contenu ne peut augmenter sans que le contenant ne se développe proportionnellement. Il résulte de là cette conséquence nécessaire, puisqu'elle est géométrique, que, si la cavité thoracique présente un périmètre irrégulier, ce périmètre doit se rapprocher d'une circonférence de cercle à mesure qu'il est obligé d'agrandir sa capacité pour loger un poumon plus volumineux (1). ».

Cette puissance orthomorphique du bain d'air comprimé est des plus remarquables et abrège considérablement le traitement des difformités rachitiques, surtout chez les jeunes sujets. J'ai vu dernièrement encore, chez un jeune enfant de huit ans qui me fut adressé par M. le docteur Richard, de Nancy, la poitrine, qui offrait déjà, à un degré prononcé, la forme carénée particulière au rachitisme, reprendre en un mois à peine sa forme à peu près normale, par l'emploi du bain d'air comprimé uni à quelques exercices gymnastiques.

Dans le traitement du rachitisme, l'air comprimé ne limite pas son action à redresser mécaniquement le thorax et à régulariser secondairement l'hématose. Par la quantité plus grande d'oxygène qu'il fournit à l'organisme sous un même volume, il exerce *immédiatement* sur la nutrition l'influence la plus favorable. En relevant l'appétit si souvent éteint chez les rachitiques, en permettant à l'organisme de se laisser traverser par une plus grande quantité de substances alibiles, il favorise directement l'ossification et le développement musculaire,

(1) On comprend dès lors, comment le bain d'air comprimé est un des moyens les plus efficaces que l'on puisse employer pour remédier aux dépressions locales de la poitrine, qui succèdent si fréquemment aux épanchements pleurétiques.

et répond ainsi à toutes les indications thérapeutiques.

Si les causes les plus diverses, telles que l'inégalité des membres inférieurs, un épanchement pleurétique, ou plus rarement la contracture spasmodique des muscles rachidiens peuvent amener la production des déviations de la colonne vertébrale, il faut chercher dans une cause plus générale l'explication du développement du plus grand nombre des difformités rachidiennes.

La fin du premier septénaire et l'apparition de la puberté constituent pour l'enfance des époques critiques. Le mouvement de croissance que subit alors l'organisme, loin de procéder d'une manière régulière, se produit au contraire par saccades, et exige des fonctions de nutrition un surcroît d'activité. Or, il arrive fréquemment que, vers ces époques, les fonctions digestives subissent une perturbation, et d'un autre côté, la fausse direction imprimée souvent à l'éducation physique des enfants, loin d'activer les fonctions respiratoires, tend au contraire à diminuer leur activité au moment où les besoins de l'économie augmentent.

Ce défaut d'énergie des fonctions intestinales et de l'hématose a pour résultat immédiat, d'une part une ossification imparfaite, de l'autre, une diminution dans la production de fibrine destinée à fournir aux muscles les éléments de leur développement, et consécutivement l'altération de la forme.

Cette insuffisance de la nutrition étant reconnue comme cause primitive, que l'on admette alors l'hypothèse de Glisson, d'après laquelle la courbure du rachis serait due secondairement à ce que les matériaux nutritifs se distribuent inégalement aux deux côtés des vertèbres, ou que l'on adopte celle de Mayow, d'après laquelle l'inflexion de la colonne vertébrale serait produite par un défaut d'harmonie entre la croissance du squelette et des muscles qui s'y insèrent, toujours est-il que la première indication thérapeutique consiste dans une impulsion à donner à la nutrition.

Parmi les moyens propres à faire *végéter vigoureusement l'organisme*, suivant l'expression de Pravaz, tels qu'une alimentation appropriée, un air pur, une gymnastique rationnelle, il convient de ranger au premier rang l'inspiration journalière de l'air condensé. Sous l'influence de ce moyen, d'une part, on voit l'appétit se développer avec énergie et les fonctions intestinales s'opérer avec une activité nouvelle; d'autre part, on favorise singulièrement l'hématose, trop souvent entravée par l'abus prématuré des corsets ou le défaut d'exercice.

Lorsque l'altération de la forme est de date encore récente, on peut arriver, par l'emploi presque exclusif de l'air comprimé combiné à la gymnastique, à la guérison complète des déviations du rachis, et l'observation suivante montre la puissance des agents de l'hygiène élevés à un degré d'énergie supérieure, dans le traitement des difformités de la taille au début.

(1) « En 1846, M. le docteur Bonnet, ancien chirurgien-major de l'Hôtel-Dieu de Lyon, m'appela en consultation pour un jeune homme de 18 ans dont la santé et la conformation inspiraient depuis quelque temps de vives inquiétudes à sa famille. Des douleurs assez fortes se faisaient sentir dans la région des hypocondres; il y avait de l'amaigrissement, un peu de toux; l'appétit était nul, le teint décoloré; la colonne vertébrale présentait trois courbures alternatives, dont la plus prononcée occupait la partie lombaire. Nous apprîmes que l'accroissement s'était opéré d'une manière rapide dans les derniers temps. En comparant le thorax à la taille du sujet, il était évident que les organes respiratoires manquaient d'une juste proportion avec le reste du corps. Cette remarque nous conduisit à l'indication de développer par tous les moyens possibles le volume des poumons. J'annonçai que l'usage du bain d'air comprimé, combiné avec une gymnastique spéciale, atteindrait promptement ce but, rétablirait consécutivement

(1) Pravaz, *Essai sur l'emploi médical de l'air comprimé*, page 253.

l'harmonie rompue entre le système osseux et le système musculaire de la colonne vertébrale, et ferait cesser la distorsion de celle-ci. Ce pronostic fut promptement vérifié. Au bout de quelques jours, l'appétit était devenu des plus vifs; les douleurs de l'hypocondre et la raideur des mouvements disparurent bientôt après, ainsi que la toux, et enfin, après quatre mois de traitement, la taille était redressée, l'embonpoint et les forces s'étaient développés, la respiration, naguère courte et embarrassée, s'exécutait avec ampleur et facilité. »

Lorsque au contraire, la déviation date déjà d'un certain temps, et qu'elle s'accompagne de gibbosité, les moyens mécaniques deviennent nécessaires, mais ici encore, l'emploi de l'air comprimé vient, comme l'a démontré Pravaz, apporter un utile concours aux moyens ordinaires de l'art, et permet d'abréger considérablement le traitement, non seulement par son action sur la nutrition, mais encore par son action mécanique sur le poumon.

En effet, de plusieurs courbes convexes isopérimètres, celle qui se rapproche le plus d'une circonférence de cercle renferme l'aire la plus étendue. Si l'on applique cette proposition de géométrie élémentaire aux sections que l'on obtiendrait par des coupes transversales de la poitrine, on remarque que les plus régulières correspondent à une plus grande capacité de l'espace occupé par les poumons. Lors donc que, par des appareils agissant de dehors en dedans, on parvient à donner à la périphéric du thorax une forme plus régulière, on détermine évidemment un vide entre les deux feuillets de la plèvre, puisque le poumon atrophié ne peut se développer immédiatement pour suivre l'agrandissement de la cavité qu'il occupe, et offre à la pression atmosphérique interne une grande résistance. Or, ce vide ne saurait se maintenir contre la pression atmosphérique externe, lorsqu'on supprime l'action des appareils qui l'avaient produit, et les côtes, sollicitées d'ailleurs aussi par leur élasticité propre, offrent alors une grande tendance à revenir graduellement à la conformation vicieuse qui déterminait la gibbosité; c'est à cette cause qu'il faut attribuer la lenteur avec laquelle agissent les appareils employés d'une manière trop exclusive dans le traitement des difformités de la taille.

L'indication qui ressort du défaut de rapport entre la cavité du thorax et le poumon, lorsque le contour de la poitrine, régularisé par l'action des appareils mécaniques, embrasse une capacité plus grande, est de développer simultanément l'organe pulmonaire pour qu'il maintienne l'expansion des parois thoraciques, en opposant l'une à l'autre la pression interne et la pression externe de l'atmosphére. Le poids ordinaire de la colonne d'air qui s'appuie sur les cellules pulmonaires tend, il est vrai,

à la longue, à produire ce résultat, mais dans certains
cas, il peut rester au-dessous de la réaction physique
du poumon rétracté; on comprend, dès lors, l'avantage qu'on peut trouver à accroître son effort en pla-
çant les sujets dans l'air comprimé, dont l'effet est
de déplisser mécaniquement les cellules affaissées,
et d'activer la nutrition de l'organe par un appel de
sang plus abondant.

L'expérience est venue confirmer l'utilité de l'air
comprimé dans le traitement des difformités de la
taille. Aux cas nombreux que Pravaz a rapportés,
j'ajouterai le suivant qui montre la puissance du
bain d'air comprimé en orthomorphie.

Les deux moules représentés dans la planche
annexée à ce Mémoire appartiennent à une jeune
fille de onze ans, entrée en traitement le 18 avril
1857. La colonne vertébrale offrait une double inflexion avec prédominance de la courbure dorsale.
L'épaule droite était fortement portée en haut, et le
thorax, comme échancré à gauche, présentait en arrière, à droite, une gibbosité considérable. Remédier
à cette difformité était un problème que la mécanique seule ne pouvait espérer résoudre qu'en un
temps fort long, et qui fut résolu en l'espace de
seize mois, au moyen de la mécanique combinée à
l'usage journalier du bain d'air comprimé, à la gymnastique et à l'exercice de la natation. Sous l'influence de ce traitement, on vit la colonne verté-

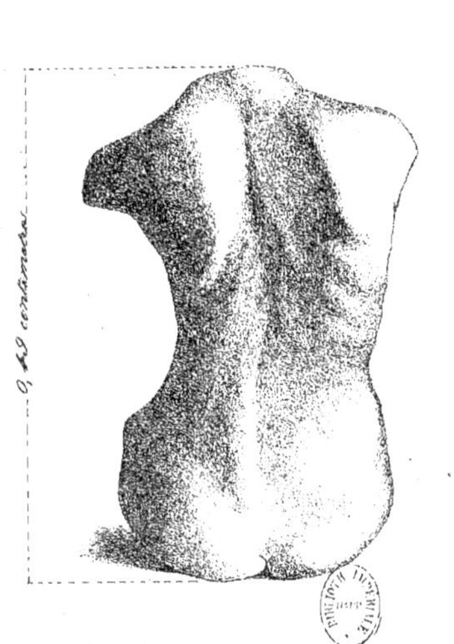

0,49 centimetres

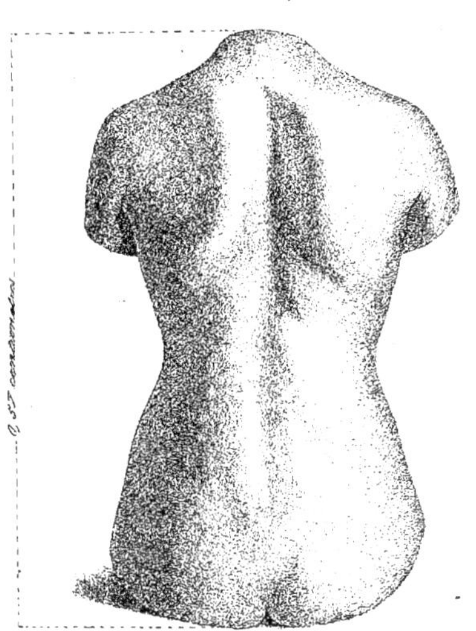

0,57 centimetres

brale se redresser graduellement; l'épaule droite s'abaissa, l'échancrure du thorax à gauche et la gibbosité disparurent complètement; la nutrition prit une activité nouvelle, et la taille, qui, au commencement du traitement, était de $1^m$ 48 centimètres, avait gagné 9 centimètres, lorsque mademoiselle X... quitta mon établissement au mois d'août de 1858.

L'emploi du bain d'air comprimé, en orthomorphie, n'offre pas seulement l'avantage d'abréger le traitement des difformités de la taille. Par la vive impulsion qu'il imprime à la nutrition, par les changements profonds qu'il amène dans la conformation de la poitrine, il met encore à l'abri des récidives. Aussi, n'hésitons-nous pas à dire que l'adjonction de l'air comprimé aux moyens ordinaires de l'art, constitue un des plus grands progrès de l'orthopédie moderne.

Nous venons d'exposer en peu de mots les principales applications auxquelles a donné lieu jusqu'ici la médication pneumatique. Mais par sa double action, soit comme dérivateur, soit comme modificateur de la nutrition, nul doute que l'air comprimé ne soit appelé à rendre à la médecine de plus grands services encore, surtout dans le traitement des maladies chroniques, car ainsi que le dit Pravaz : « Il ne s'agit pas ici d'un modificateur insignifiant, mais bien d'un excitant énergique de la vie, de l'ordre de ceux que Müller a désignés sous le nom d'*intégrants*, et dont l'opportunité ne saurait être contestée dans des affections où l'état matériel et la vitalité de l'organisme restent manifestement au-dessous du type normal. »

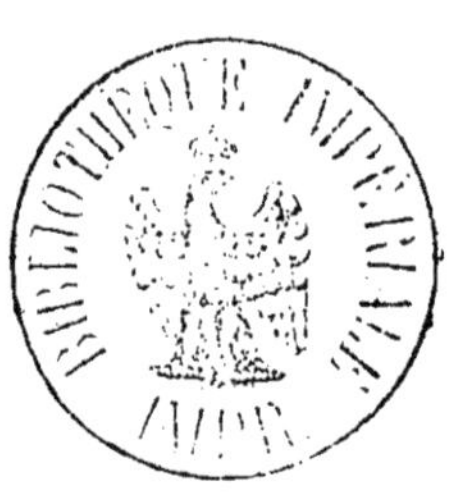

FIN.

# TABLE.



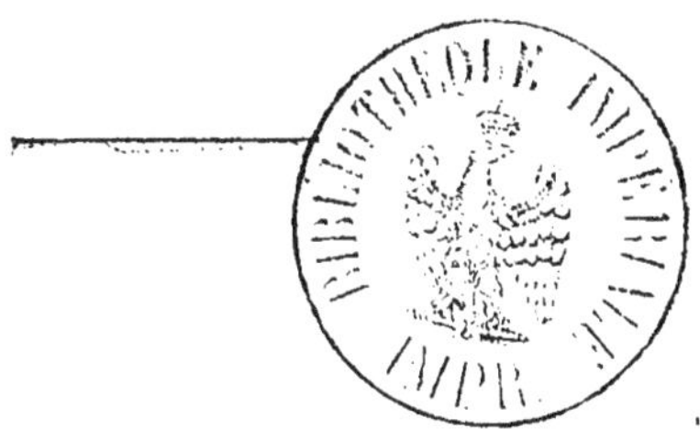